AF402699

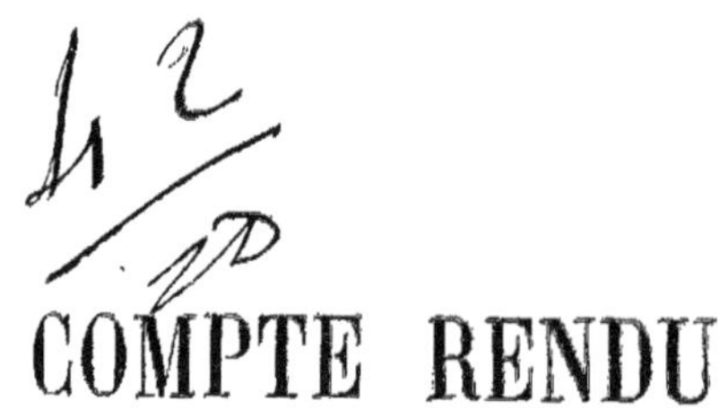

COMPTE RENDU

DU SERVICE MÉDICAL DE L'AMBULANCE

ÉTABLIE AU HAMMA (PRÈS D'ALGER)

PENDANT L'ÉPIDÉMIE CHOLÉRIQUE DE 1866

PAR

LE Dr CAMILLE GROS

Ancien interne des hôpitaux de Paris,
Professeur suppléant des chaires de médecine à l'école d'Alger,
Chirurgien adjoint à l'hôpital civil, Membre du Conseil d'hygiène et de salubrité,
Secrétaire général de la Société de médecine.

ALGER

TYPOGRAPHIE DUCLAUX, RUE DU COMMERCE

1867

COMPTE RENDU

DU SERVICE MÉDICAL DE L'AMBULANCE

ÉTABLIE AU HAMMA (PRÈS D'ALGER)

PENDANT L'ÉPIDÉMIE CHOLÉRIQUE DE 1866.

PAR

LE Dr CAMILLE GROS

Ancien interne des hôpitaux de Paris,
Professeur suppléant des chaires de médecine à l'école d'Alger,
Chirurgien adjoint à l'hôpital civil, Membre du Conseil d'hygiène et de salubrité,
Secrétaire général de la Société de médecine.

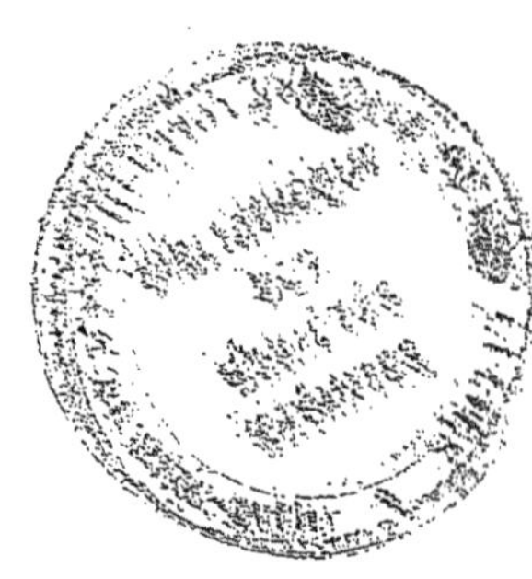

ALGER
TYPOGRAPHIE DUCLAUX, RUE DU COMMERCE.

—

1867.

COMPTE RENDU

DU SERVICE MÉDICAL DE L'AMBULANCE

ÉTABLIE AU HAMMA (PRÈS D'ALGER),

Pendant l'épidémie cholérique de 1866.

PAR

le Dr CAMILLE GROS.

Le service hospitalier destiné à recevoir les cholériques civils, a été installé au mois d'août 1866 par ordre de S. Exc. M. le Maréchal, Gouverneur général de l'Algérie, dans la grande maison mauresque située dans la partie supérieure du Jardin-d'Essai.

Cette mesure avait pour but d'éviter la réception des cholériques à l'hôpital civil et de prévenir ainsi la propagation de la maladie dans cet établissement, qui un an auparavant, avait eu un assez grand nombre de cas intérieurs. L'ambulance du Hamma était donc destinée à recevoir non-seulement les malades de la ville d'Alger et de la banlieue, mais encore les cas cholériques qui pouvaient se déclarer dans l'intérieur de l'hôpital civil, situé à Mustapha.

L'établissement s'ouvrit le 22 août 1866 et fut fermé le 5 décembre.

Pendant ce laps de temps, 78 malades y ont été reçus et traités. Ils se répartissent d'uue façon très inégale entre les divers mois pendant lequel le service a fonctionné. Ainsi, pendant le mois d'août nous n'avons eu que deux malades :

Le 1er est resté à l'ambulance le 22 et le 23 août ;

Le 2e, entré à l'ambulance le 27 août, est mort dans la nuit du 27 au 28 août.

En septembre, nous n'avons eu que deux entrées :

Le 22 septembre, on nous apporte un vieillard de 64 ans, atteint de choléra depuis deux jours eu ville, et qui meurt au moment où on le dépose dans son lit.

Le lendemain, 23 septembre, entre un malade très gravement atteint et qui le 4 octobre est évacué comme convalescent à l'hôpital civil.

Pendant les journées des 5 et 6 octobre l'ambulance reste vide.

Le 7 octobre, entre un cinquième malade évacué du service des aliénés de l'hôpital ; ce malade a été vu aussi par mes confrères MM. Bruch et Alcantara, qui plusieurs fois ont bien voulu me rendre le service d'aller pour moi le visiter à l'ambulance. A partir du 7 octobre l'ambulance reste continuellement occupée jusqu'au 28 novembre ;

Les entrées s'y succèdent dans l'ordre suivant :

	Entrées.			Entrées.
Le 13 octobre	1	Le 1er novembre,		3
14 —	1	2	—	2
16 —	1	3	—	2
17 —	1	4	—	2
18 —	2	5	—	1
19 —	3	6	—	3
20 —	8	7	—	6
22 —	5	8	—	1
23 —	3	9	—	1
24 —	2	10	—	1
25 —	2	11	—	3
26 —	1	12	—	1
27 —	1	13	—	1
28 —	2	14	—	1
30 —	2	19	—	1
31 —	7	23	—	2

L'un de ces deux derniers malades ne sortit que le 28 novembre.

Les tableaux suivant indiquent à la colonne *Total*, le nombre des malades présents chaque jour à l'ambulance :

MOUVEMENT des malades traités à l'ambulance du Hamma.

Tableau (panneau de gauche)

DATES.	RESTANTS de la veille.	ENTRÉES	TOTAL.	SORTIS PAR Guérison.	SORTIS PAR Décès.	Restants à minuit.
AOUT 22	»	1	1	»	»	1
AOUT 23	1	»	1	»	1	»
AOUT 24	»	»	»	»	»	»
AOUT 25	»	»	»	»	»	»
AOUT 26	»	1	1	»	»	1
AOUT 27	1	»	1	»	1	»
AOUT 28	»	»	»	»	»	»
AOUT 29	»	»	»	»	»	»
AOUT 30	»	»	»	»	»	»
AOUT 31	»	»	»	»	»	»
Totaux...	—	2	—	»	2	—
SEPTEMBRE 22	»	1	1	»	1	»
SEPTEMBRE 23	»	1	1	»	»	1
SEPTEMBRE 24	1	»	1	»	»	1
SEPTEMBRE 25	1	»	1	»	»	1
SEPTEMBRE 26	1	»	1	»	»	1
SEPTEMBRE 27	1	»	1	»	»	1
SEPTEMBRE 28	1	»	1	»	»	1
SEPTEMBRE 29	1	»	1	»	»	1
SEPTEMBRE 30	1	»	1	»	»	1
Totaux...	—	2	—	»	1	—
OCTOBRE 1	1	»	1	»	»	1
OCTOBRE 2	1	»	1	»	»	1
OCTOBRE 3	1	»	1	»	»	1
OCTOBRE 4	1	»	1	1	»	»
OCTOBRE 5	»	»	»	»	»	»
OCTOBRE 6	»	»	»	»	»	»
OCTOBRE 7	»	1	1	»	»	1
OCTOBRE 8	1	»	1	»	»	1
OCTOBRE 9	1	»	1	»	»	1
OCTOBRE 10	1	»	1	»	»	1
OCTOBRE 11	1	»	1	»	»	1
OCTOBRE 12	1	»	1	»	»	1
OCTOBRE 13	1	1	2	»	»	2
OCTOBRE 14	2	1	3	»	2	1
OCTOBRE 15	1	»	1	»	»	1
OCTOBRE 16	1	1	2	»	»	2
OCTOBRE 17	2	1	3	1	»	2
OCTOBRE 18	2	2	4	»	»	4
OCTOBRE 19	4	3	7	»	2	5
OCTOBRE 20	5	8	13	»	2	11
OCTOBRE 21	11	»	11	»	3	8
À report..	—	18	—	2	9	—

Tableau (panneau de droite)

DATES.	RESTANTS de la veille.	ENTRÉES	TOTAL.	SORTIS PAR Guérison.	SORTIS PAR Décès.	Restants à minuit.
OCTOBRE (suite) Report..		18		2	9	
OCTOBRE (suite) 22	8	5	13	»	1	12
OCTOBRE (suite) 23	12	3	15	»	6	9
OCTOBRE (suite) 24	9	2	11	»	»	11
OCTOBRE (suite) 25	11	2	13	1	1	11
OCTOBRE (suite) 26	11	1	12	»	3	9
OCTOBRE (suite) 27	9	1	10	»	»	10
OCTOBRE (suite) 28	10	2	12	»	3	9
OCTOBRE (suite) 29	9	»	9	5	1	3
OCTOBRE (suite) 30	3	2	5	»	1	4
OCTOBRE (suite) 31	4	7	11	»	5	6
Totaux..	—	43	—	8	30	—
NOVEMBRE 1	6	3	9	1	3	5
NOVEMBRE 2	5	2	7	»	»	7
NOVEMBRE 3	7	2	9	»	2	7
NOVEMBRE 4	7	2	9	»	1	8
NOVEMBRE 5	8	1	9	»	»	9
NOVEMBRE 6	9	3	12	1	3	8
NOVEMBRE 7	8	6	14	3	2	9
NOVEMBRE 8	9	1	10	»	»	10
NOVEMBRE 9	10	1	11	1	»	10
NOVEMBRE 10	10	1	11	»	»	11
NOVEMBRE 11	11	3	14	»	2	12
NOVEMBRE 12	12	1	13	3	»	10
NOVEMBRE 13	10	1	11	2	3	6
NOVEMBRE 14	6	1	7	1	»	6
NOVEMBRE 15	6	»	6	1	1	4
NOVEMBRE 16	4	»	4	3	»	1
NOVEMBRE 17	1	»	1	»	»	1
NOVEMBRE 18	1	»	1	»	»	1
NOVEMBRE 19	1	1	2	»	»	2
NOVEMBRE 20	2	»	2	»	1	1
NOVEMBRE 21	1	»	1	»	»	1
NOVEMBRE 22	1	»	1	»	»	1
NOVEMBRE 23	1	2	3	»	»	3
NOVEMBRE 24	3	»	3	»	1	2
NOVEMBRE 25	2	»	2	»	»	2
NOVEMBRE 26	2	»	2	»	1	1
NOVEMBRE 27	1	»	1	»	»	1
NOVEMBRE 28	1	»	1	»	1	»
NOVEMBRE 29	»	»	»	»	»	»
NOVEMBRE 30	»	»	»	»	»	»
Totaux..	—	31	—	16	21	—

DE LA MARCHE DE L'ÉPIDÉMIE ET DES LOCALITÉS

QUI NOUS ONT ENVOYÉ DES CHOLÉRIQUES

—

Le chiffre des entrées marque d'une façon assez exacte les phases que suivit la maladie dans la ville et la banlieue, bien que le chiffre des admissions au Hamma soit peu considérable, comparé à celui des malades atteints en ville et à Mustapha.

En effet, nous voyons les entrées devenir plus nombreuses du 17 au 28 octobre et atteindre en ces quelques jours le chiffre de 27 ; puis, des entrées plus nombreuses sont constatées du 31 octobre au 7 novembre, elles sont de 26 en ces quelques jours.

La première de ces deux séries coïncide avec l'apparition du choléra à l'hôpital civil et à Mustapha Inférieur. — La deuxième, avec l'extension de la maladie dans la haute ville et le quartier s'étendant de la cathédrale à la porte Bab-el-Oued. Sur 24 malades pris de choléra à l'hôpital civil et transportés au Hamma pendant le courant de l'épidémie, la plupart appartiennent à la période du 17 au 26 octobre ; (1), les autres à ce moment là, ont été envoyés de Mustapha-Inférieur, du Bassin, du Champ de manœuvre et du Hamma.

A partir du 31 octobre au contraire, nous voyons arriver 8 malades venant de la rue des Zouaves (haute ville), et parmi les autres rues qui nous ont fourni des malades en novembre,

____

(1) Tous les malades atteints de choléra à l'hôpital civil, n'ont pas été transportés à l'ambulance du Hamma ; ils ont reçu à l'hôpital même les soins qui leur étaient nécessaires.

je citerai : les rues Socgemah, du Divan, de l'Empereur, Boulabah, Boutin et Lalahoum.

La cité Bugeaud ne nous a envoyé que 3 malades ; l'un d'eux est entré en septembre, c'était un tailleur de pierre qui travaillait à l'hôpital du Dey, au moment où cet hôpital était atteint par le choléra ; il demeurait rampe Rovigo mais passait toutes ses journées au Dey. Kouba nous a fourni une entrée cholérique le 1er novembre ; le Hamma, deux entrées ; le Gué-de-Constantine, une entrée le 23 novembre, c'était un cantonnier du chemin de fer qui n'avait jamais eu la fièvre intermittente.

Le 30 octobre, nous était arrivée une fille soumise débarquée de Marseille la veille ; elle avait été prise de vomissements sur le bateau et se cholérisa dès son arrivée à Alger, rue Katarudji. Ce cas n'est évidemment pas un cas indigène.

Il me reste à signaler des faits qui ne manquent pas d'un certain intérêt : les deux premiers malades que nous avons reçus en août avaient tous deux séjourné quelque temps à Sidi-Ferruch ou dans ses environs, à l'époque ou les bateaux de Marseille y faisaient quarantaine. Le 1er malade était domestique au Lazaret, il quitta Sidi-Ferruch bien portant, et fut pris des symptômes cholériques dans le trajet de Sidi-Ferruch à Alger ; la 2e malade, une mauresque prostituée, avait séjourné quelques jours dans les environs d'un camp de tirailleurs indigènes installé près de Sidi-Ferruch, au moment où plusieurs cas de choléra existaient dans ce camp.

Je me contente de signaler ces faits qui peuvent n'être qu'une simple coïndence et qui isolés, n'ont pas une grande valeur au point de vue de la transmissibilité de la maladie cholérique.

Dans le milieu où il m'a été donné d'observer, je n'ai vu aucun fait qui milite en faveur de la contagion. Par contre, l'infection des maisons, le développement de foyers cholériques isolés m'a vivement frappé, tant dans la haute ville d'Alger, qu'à Mustapha, où ma position de médecin de l'ambulance et de médecin de la Compagnie des Chemins de fer m'a fréquemment appelé. Dans une petite maison d'un seul étage, situé vis-à-vis des ateliers, presque à côté du Jardin-d'Essai, 3 personnes appartenant au Chemin de fer furent successivement atteintes du choléra, en moins de 8 jours ; la 3e personne atteinte, une jeune fille de 10 ans, mourut en quelques heures de choléra asphyxique, et je fis immédiatement partir les deux familles qui occupaient cette maison, elles allèrent s'installer à l'Agah. Deux jours après on m'amena à l'ambulance un jardinier du Jardin-d'Essai, qui mourut rapidement de choléra asphyxique. Quel ne fut pas mon étonnement quand j'appris que ce jeune homme habitait à mon insu, la maison que j'avais fait évacuer ; on lui avait dit que les malades de la maison avaient eu la fièvre typhoïde et il n'avait pas songé à quitter ce lieu d'infection.

Quelques jours après, je fus appelé par le secrétaire de la Mairie de Mustapha pour constater trois décès d'indigènes, qui avaient eu lieu dans un groupe de trois gourbis, situés dans les plantations qui séparent le Jardin-d'Essai du Ruisseau. Je m'y transportai pour éviter au médecin vérificateur des décès de la commune d'Alger, un long déplacement. Ces trois décès étaient cholériques, ils avaient eu lieu dans la même nuit. — Un peu plus tard, M. Martin, interne de l'ambulance, alla à deux reprises différentes constater deux nouveaux décès cholériques dans ces mêmes gourbis.

D'autres exemples analogues pourraient être signalés en grand nombre à Mustapha, notamment dans les petites maisons appartenant à MM. Warot et Semel, et en ville dans une foule de maisons, notamment rue des Zouaves et rue Salluste. Ces exemples militent d'une part, en faveur des mesures d'hygiène publique tendant à assainir les quartiers et les habitations ; d'autre part, l'évacuation des maisons contaminées en temps d'épidémie, me parait indiquée comme moyen d'éviter l'extension de la maladie et de diminuer le nombre des victimes.

Des cholériques ont été amenés au Hamma, mais le choléra n'y a pas pris droit de domicile, s'il m'est permis de m'exprimer ainsi. En effet, aucun cas de choléra ni de cholérine ne s'est développé parmi le personnel attaché à l'ambulance et composé d'une douzaine de personnes au moment où nous avions le plus de malades. Je n'ai eu à traiter que des diarrhées, qui, selon moi, tenaient moins à l'influence épidémique, qu'à la fatigue, à l'insommie, aux refroidissements auxquels s'exposaient pendant la nuit, les sœurs, les infirmiers et les élèves.

DES FORMES DE LA MALADIE, DE SA GRAVITÉ.
DU CHIFFRE DES GUÉRISONS ET DES DÉCÈS EXAMINÉ PAR RAPPORT A L'AGE, AU SEXE ET A LA NATIONALITÉ

Voyons maintenant quelles ont été à l'ambulance de Hamma les formes de la maladie, leur gravité, le chiffre comparatif des guérisons et des décès.

Je dirai tout d'abord que les cas que nous avons eu à soigner se sont fait remarquer par leur très grande gravité, ce qui s'explique non seulement par la gravité générale de l'épidémie (qui en ville et surtout à Mustapha a donné un très grand nombre de décès. eu égard au chiffre des personnes atteintes par le fléau), mais encore :

1° Par le grand nombre de malades chez lesquels le choléra était surajouté à une autre maladie souvent mortelle par elle même ; les cas développés dans l'intérieur de l'hôpital civil étaient de ce nombre ;

2° Par l'époque tardive à laquelle on nous apportait les malades ; les parents ne se décidaient souvent à nous envoyer les cholériques qu'après plusieurs jours de maladie à domicile, au milieu de soins incomplets donnés par des voisins inexpérimentés ;

3° Par l'âge avancé d'un certain nombre de nos malades et l'indigence de la plupart d'entre eux ;

4° Par l'absence complète de cas de cholérine parmi les malades que j'ai eu à soigner. Dans les épidémies cholériques, la cholérine procède de la même cause que le choléra, elle n'en est souvent que le début, et c'est certainement aux cholérines plus ou moins graves, confondues sous le nom de choléra léger avec les cas de choléra algide proprement dit, que l'on doit attribuer en partie les résultats très encourageants que l'on est en mesure d'obtenir dans certaines conditions données ;

5° Par la longueur du trajet qui sépare Alger de l'ambulance (6 kilomètres) ; ce long trajet était à la fois une perte de temps pour le traitement, une fatigue extrême pour les cholériques ; et partant une cause d'aggration de leur maladie. Les malades évacués de l'hôpital nous étaient amenés dans les voitures de l'ambulance militaire, et dans des conditions aussi bonnes que possible. Quant aux autres on nous les amenait presque tous à demi-vêtus, sans être enveloppés dans des couvertures, sur des brancards ou couchés dans le fond des omnibus-corricolos, dans lesquels ils étaient secoués, et où ils se refroidissaient encore davantage.

Par contre, une fois arrivés à l'ambulance, les malades se trouvaient dans des conditions hygiéniques satisfaisantes ; la grande et belle maison mauresque que nous occupions, était organisée de manière à ce que les malades y reçussent tous les soins qui leur étaient nécessaires. La salle St.-Martin occupée par les cholériques, avait la forme d'une sorte de fer à cheval et communiquait par trois grandes portes avec la cour intérieure de la maison. Cette disposition était commode et rendait facile l'aération de la salle.

L'ambulance située sur un point très élevé, dominant la baie d'Alger, orientée vers le nord, recevant la brise de mer de première main, entourée d'une belle forêt de pins, serait une habitation extrêmement agréable pendant la saison chaude et un séjour très convenable pour des convalescents.

En hiver, les conditions hygiéniques seraient un peu moins favorables, la maison cessant dans cette saison d'être éclairée et échauffée par le soleil dès 2 heures de l'après-midi.

En raison de sa situation, de son éloignement de la ville et des considérations que j'ai fait valoir précédemment, on voit que la maison mauresque du Jardin-d'Essai, serait mieux appropriée encore à un asile de convalescents qu'à un hôpital de cholériques.

Quoiqu'il en soit et malgré les conditions défavorables dans lesquelles nous nous trouvions, sous certains rapports, nous sommes arrivés au chiffre officiel de 24 guérisons sur 78 malades.

Soit : 24 guérisons et 54 décès.

Soit : 1 guérison sur 3,25 malades.

Ce chiffre n'est pas exact ; le véritable chiffre est : 1 guérison sur 3,47 malades.

En effet, toutes les personnes admises comme malades à l'ambulance du Hamma, devaient administrativement parlant être considérées comme cholériques; mais, en ma qualité de médecin de l'ambulance, je dois dire que cinq d'entre eux n'ont point eu le choléra.

Sur ces 5 personnes :

1° Un homme était atteint de fièvre pernicieuse algide et

a succombé dans le premier accès que nous avons eu sous les yeux ;

2° Un vieillard était atteint de diarrhée colliquative, symptomatique d'un vaste épanchement purulent de la plèvre, et a succombé dans le marasme ;

3° Un jeune homme était atteint de fièvre intermittente, et a guéri ;

4° Un petit enfant d'un an amené avec sa mère atteinte du choléra, a été évacué à l'hôpital après 24 heures de séjour à l'ambulance ;

5° Un homme de trente ans présentait les symptômes de la fièvre pernicieuse cholériforme et a guéri après avoir pris de fortes doses de sulfate de quinine pendant plusieurs jours.

Chez ces cinq individus non cholériques, il y a donc eu deux décès.

Restent donc 73 malades ayant eu le choléra.

Ces malades doivent être classés dans les six catégories suivantes :

	Morts.	Guéris.	Total.
1° Malades cholériques morts au moment de leur arrivée à l'ambulance....................	2	»	2
2° Cholériques morts après un très court séjour à l'ambulance	20	»	20
3° Choléras très-graves.....	30	11	41
4° Choléras graves..........	»	6	6
5° Choléras moyens........	»	3	3
6° Choléra léger	»	1	1
Total....	52	21	73

Les cholériques morts après un très court séjour à l'ambulance sont arrivés avec les symptômes du choléra asphyxique et n'ont séjourné que de 2 à 13 heures au Hamma.

Dans les *choléras très-graves*, se trouvent des malades atteints de cyanose et d'algidité très prononcées ; beaucoup d'entre eux sont tombés dans l'état typhoïde et ont eu des accidents dans la période de réaction, ou des complications telles que la pneumonie, la phthisie pulmonaire, la péritonite, la variole, la cachexie syphilitique, la dyssenterie, etc. ; 8 malades de cette catégorie sont morts, après avoir passé de 13 à 27 heures à l'ambulance, et 9, de 27 à 48 heures.

Quelques *choléras graves* ont été suivis d'une réaction douce, d'autres sont tombés dans l'état typhoïde ; les symptômes congestifs de la période de réaction ont été moins prononcés que dans les choléras très graves dont je viens de parler.

Les *choléras moyens* ont présenté tous un certain degré de cyanose et de refroidissement, l'oppression, les crampes, les selles et les vomissements caractéristiques du choléra, la suppression des urines, la perte d'élasticité de la peau, etc.

Le cas que j'ai appelé *choléra léger* présentait à son arrivée un commencement de réaction douce qui succède à la période de refroidissement. Je le répète, aucun cas ne peut être rangé dans la catégorie des cholérines.

Quant à la nationalité, les 78 personnes admises au Hamma, se répartissent de cette manière :

Musulmans	33
Européens	45
Total	**78**

Les 5 malades non cholériques appartenant à la race arabe (4 hommes et 1 enfant), il reste pour les cholériques :

Musulmans	28
Européens	45
Total	**73**

Par rapport au sexe et à l'âge, ces 73 cholériques, sont classés comme l'indiquent ces deux tableaux :

Tableau n° 1.

	Européens.	Musulmans.	Totaux.
Hommes	31	15	46
Femmes............	7	8	15
Garçons (de 2 à 15 ans).	4	3	7
Filles (de 6 à 15 ans)...	3	2	5
Total.........	45	28	73

Tableau n° 2.

	Guéris.	Morts.	Total.
De 2 à 10 ans.	5	5	10
— 10 à 15 —	»	2	2
— 15 à 20 —	4	1	5
— 20 à 30 —	5	14	19
— 30 à 40 —	4	9	13
— 40 à 50 —	3	8	11
— 50 à 60 —	»	3	3
— 60 à 70 —	»	10	10
Total.....	21	52	73

On voit que sur 10 malades âgés de 60 à 70 ans, aucun n'a guéri ; quant aux individus âgés de 10 à 15 ans et à ceux qui avaient de 50 à 60 ans, ils sont trop peu nombreux pour que l'on doive s'y arrêter ; par contre je dois faire remarquer que les 17 malades âgés de moins de 20 ans ont donné à eux seuls 9 guérisons.

Quant à la proportion des décès et des guérisons examinée en tenant compte du sexe, de l'âge et de la nationalité, les deux tableaux suivants en rendront bien compte :

Tableau n° 3.

	HOMMES.		FEMMES.		GARÇONS.		FILLES.	
	Guéris.	Morts.	Guéris.	Morts.	Guéris.	Morts.	Guéris.	Morts.
Européens.	7	24	2	5	3	1	0	3
Musulmans.	5	10	2	6	1	2	1	1
Total...	12	34	4	11	4	3	1	4

Tableau n° 4.

		Hommes.	Femmes.	Garç.	Filles.	Totaux.	
Européens .	Guéris.	7	2	3	0	12	} 45
	Morts..	24	5	1	3	33	
Musulmans.	Guéris.	5	2	1	1	9	} 28
	Morts..	10	6	2	1	19	

On voit d'après les tableaux n°s 3 et 4, que les musulmans ont donné une plus grande proportion de guérisons que les Européens.

Puisque nous n'avons pour les Européens, que :

12 guérisons sur 45 cholériques, soit 1 guérison sur 3,75, tandis que pour les musulmans, nous obtenons :

9 guérisons sur 28 cholériques, soit 1 guérison sur 3,11.

La moyenne étant de 1 guérison sur 3,47.

Cette moyenne est plus forte que celle de l'hôpital civil en 1865, qui d'après les documents que j'ai eus sous les yeux n'a donné que 21 guérisons sur 83 cholériques, soit 1 guérison sur 3,95. Elle est plus forte surtout que la moyenne obtenue cette année à Mustapha, chez les malades soignés à domicile et qui, d'après le dire du médecin de la localité ne dépasserait pas 1 guérison sur 8 malades.

Quant à la mortalité de l'ambulance nous voyons qu'elle

frappé particulièrement sur les filles Européennes et sur les hommes Européens, ces derniers ayant à eux seuls fourni 24 décès et 7 guérisons seulement. Cette différence ne peut pas s'expliquer par une proportion plus grandes de morts rapides chez les Européens que chez les Indigènes. En effet, les décès survenus après un très court séjour à l'ambulance ont été aussi nombreux chez les hommes Musulmans que chez les hommes Européens, si l'on tient compte du nombre relatif de ces deux catégories d'individus :

Cholériques morts après un très court séjour à l'ambulance.

(DE 2 A 13 HEURES).

—

Européens....	Hommes	7	
	Femmes	3	11
	Filles	1	
Musulmans...	Hommes	5	
	Femmes	2	
	Filles	1	9
	Garçons	1	

Si nous ajoutons au chiffre 7 des Européens hommes, deux cas de décès au moment de l'arrivée dans l'ambulance, nous voyons que les hommes Européens enlevés rapidement sont au nombre de 9 et les hommes Musulmans au nombre de 5.

Ces chiffres sont à peu près en rapport avec le nombre des admissions des hommes Musulmans (15), comparé à celui des admissions des hommes Européens (31).

Sur 15 Musulmans (hommes), 5 ont été enlevés rapidement, 5 ont guéris, il n'y a donc eu que 5 décès sur les 10 = (15—5) qui ont pu être traités un peu longuement; soit 1 guérison sur 2 ; tandis que sur 22 = (31—9) hommes Européens traités un peu longuement, il y a eu 15 décès, soit 1 guérison sur 3,14. Cette différence ne peut s'expliquer que par la gravité plus grande de la maladie chez les Européens hommes que nous avons pu traiter un peu longuement et non par la résistance à la maladie, qui serait plus forte chez les Arabes que chez les Européens. En effet, la maladie a été très grave même chez les Européens qui ont guéri, puisque sur les 7 Européens guéris, nous trouvons : 5 cas très graves ; 1 cas grave ; 1 cas moyen. Et sur les 5 arabes, 3 cas très-graves ; 1 cas grave ; 1 cas moyen.

Quant aux filles Européennes qui toutes ont succombé, nous dirons qu'il y a eu chez elles un cas de mort survenu après 5 heures, 1 cas de mort après 18 heures de séjour à l'ambulance ; la 3e a succombé avec les symptômes et les signes sthétoscopiques d'une pneumonie compliquant la maladie cholérique.

DE L'ÉVACUATION DES CONVALESCENTS A L'HOPITAL CIVIL.

A l'exception d'un malade cholérique, que nous avons renvoyé chez lui après la terminaison de la maladie, nous avons évacué tous nos convalescents à l'hôpital civil. Cette mesure avait plusieurs motifs :

1° De permettre au personnel des infirmiers et aux sœurs, de suivre de très près les malades gravement atteints, qui, comme l'on sait, ont besoin d'une surveillance très active à cause de leur agitation extrême, de leurs cris, etc.,

2º D'éviter aux convalescents le spectacle des souffrances et de l'agonie des malades, qui souvent troublaient le sommeil des convalescents ;

3º De hâter leur guérison, en relevant leur moral. La joie de sortir d'un hôpital de cholériques avait sur beaucoup d'eux une excellente influence.

Jamais nous n'avons eu à nous repentir d'avoir trop tôt évacué nos malades. Tous ont atteint à l'hôpital leur guérison complète.

Nous n'avons fait, du reste, que ce qui se pratique dans beaucoup de grands hôpitaux où se trouvent des salles spéciales pour les cholériques et où les cholériques convalescents sont évacués dans les services destinés à d'autres malades ; c'est ainsi que l'on a agi l'an dernier à l'hôpital civil de Mustapha.

C'est dans la première moitié de novembre que les évacuations des convalescents envoyés à l'hôpital civil ont été le plus nombreuses ; par contre les cas que nous avons observés à la fin de l'épidémie n'ont pas été moins graves que ceux que nous avons reçus au début : les 10 derniers cholériques admis à l'ambulance (du 9 au 23 novembre), ne nous ont fourni que 2 guérisons.

DES DIVERS MOYENS THÉRAPEUTIQUES
EMPLOYÉS CHEZ NOS MALADES.
DES PRINCIPALES LÉSIONS CADAVÉRIQUES CONSTATÉES
DANS LES NÉCROPSIES.

Tous les moyens employés pour ranimer les malades de la première catégorie (cholériques morts après un très court séjour à l'ambulance), sont restés inefficaces. Ceux chez lesquels un commencement de réaction a été obtenue, sont retombés promptement dans l'algidité. D'autres ont succombé avec les symptômes de congestion pulmonaire, de congestion cérébrale ou de syncope.

Les moyens qui réchauffent le plus promptement la peau, je veux parler des bains de moutarde, et des enveloppements dans des couvertures de laine trempées dans l'eau de moutarde, ont eu pour effet d'augmenter les angoisses, de hâter les congestions viscérales et d'entraîner une mort rapide. Cette médication peut ne pas avoir d'inconvénients, elle peut même être suivie de résultats heureux dans les cas de moyenne intensité, et, dans ces cas encore, elle peut selon moi être remplacée avantageusement par les agents tendant à amener une réaction lente, progressive, je dirai même physiologique. Pour guérir le choléra, il ne suffit pas de réchauffer l'enveloppe cutanée; il faut amener l'organisme à réagir contre la cause inconnue qui produit la cyanose, les évacuations morbides, et pour arriver à ce résultat il faut avant tout, éviter de produire les congestions dont chacun connaît toute la gravité.

Les bains et les enveloppements présentent encore un autre écueil, dans les cas très graves; ils fatiguent, épuisent le malade qui, dans cette maladie plus que dans toute autre, a besoin de repos et d'immobilité. M. Alphonse Martin, l'un de mes internes, m'a fait plusieurs fois remarquer la prompte aggravation survenue dans l'état des cholériques, à la suite des mouvements qu'on leur avait fait faire en les changeant de lit pour les nettoyer; ces changements de lits furent supprimés au grand bénéfice des malades.

Quant aux médications qui m'ont paru avoir le plus d'avantages pour amener une bonne réaction, je citerai la glace seule, ou mêlée au rhum, les boissons chaudes prises seules ou additionnées de rhum, les frictions stimulantes générales, et les moyens artificiels pour maintenir une température chaude autour du corps malade. Les poëles installés avec promptitude par les soins empressés de M. l'Administrateur de service, M. Melcion-d'Arc, nous ont été très utiles sous ce rapport, pendant les jours pluvieux de la fin d'octobre.

De très larges vésicatoires placés sur l'épigastre et la partie antérieure de la poitrine, ont agi très souvent d'une façon favorable contre l'oppression, la constriction douloureuse de la poitrine, symptômes constatés chez presque tous nos malades. L'effet produit par les vésicatoires sur la peau, est en même temps un signe pronostique d'une grande valeur.

L'indication des vomitifs s'est rarement présentée pour moi : sous ce rapport notre épidémie me parait avoir offert un autre caractère que celle que l'on vient d'observer à Paris.

Je ne dirai rien des saignées générales, employées en trop petit nombre, pour que je puisse formuler une opinion à cet égard. Les saignées locales m'ont été utiles dans la période de réaction, concurremment aux révulsifs et aux compresses glacées sur la tête.

Quant à la période typhique toujours si redoutable, les toniques et les boissons vineuses et alimentaires ont amené plusieurs fois la guérison de malades en apparence désespérés. L'alimentation doit en effet préoccuper d'une façon toute spéciale le médecin appelé à soigner des cholériques. Dès que les malades commençaient à sortir de l'état cyanique, je leur donnais du bouillon, du vin, et je me hâtais de leur faire prendre des potages légers et des aliments solides de facile digestion. M. le professeur Gübler, de l'hôpital Beaujon, l'un de mes maîtres dans les hôpitaux de Paris, a toujours eu à se louer de cette manière d'agir.

Je ne parlerai ni du sirop de menthe, ni du sulfate de quinine, ni du bismuth, ni des lavements de nitrate d'argent, ni de bien d'autres remèdes que nous avons été obligés de donner ; mais je veux en terminant, signaler deux médicaments qui ont produit des effets dignes d'intérêt, je veux parler de la tisane d'eucalyptus et de l'aloès.

Ces deux médicaments, dus à l'initiative de M. Alphonse Martin, ont promptement modifié, le premier, les vomissements ; le second, les évacuations alvines.

L'aloès, employé déjà par quelques médecins, a eu chez nos malades une efficacité réelle ; nous l'avons donné à une dose assez élevée, les évacuations ont été souvent modifiées dans leur couleur et leur consistance et l'état des malades plus promptement amendé que par les autres médications que nous avons mises en pratique.

Sans rien avancer aujourd'hui à l'endroit de l'efficacité que peut avoir la tisane d'eucalyptus dans le traitement du choléra, je dirai que cette boisson a eu pour effet de diminuer ou de supprimer les vomissements des cholériques. Je me propose d'apprécier l'influence que ce médicament à eue sur la marche et la terminaison de la maladie, dans un travail où je parlerai avec plus de détails de la question thérapeutique du choléra, et que j'appuierai sur les observations de nos malades.

Les observations de tous nos malades ont été prises avec détails et le plus grand soin, par M. A. Martin, qui y a relaté également le résultat des autopsies que nous avons faites. Ces dernières avaient pour but d'éclairer notre pratique et celle de nos élèves, et de constater les lésions variées dont la connaissance pouvait influer sur les médications que nous établissions et sur celles que nous pouvions être amenés à employer sur nos nouveaux malades.

Au début, il était de notre devoir de pratiquer les autopsies pour éclairer au besoin l'administration à l'endroit de la nature de l'épidémie naissante et pour constater *de visu*, les lésions du choléra, si différentes de celles que présentent les malades morts de fièvre pernicieuse algide ou cholériforme.

En raison de notre présence dans un pays fiévreux et dans une ville où beaucoup de personnes nient le choléra, par parti pris, ce diagnostic rétrospectif était pour nous de la plus grande importance.

Sans vouloir dans ce court compte rendu entrer dans des détails nécroscopiques, je dois ajouter en terminant, que les autopsies nous ont permis de constater chez nos malades une psorentérie plus ou moins marquée et siégeant particulièrement dans la partie inférieure de l'intestin grêle ; un état poisseux du sang et des surfaces séreuses abdominales et thoraciques ; une coloration plus ou moins rosée de la surface séreuse des intestins.

La rate était presque toujours d'un volume et d'un poids inférieurs à ceux qu'elle a à l'état normal ; sa consistance était plus ferme, même chez les malades qui précédemment avaient eu des fièvres intermittentes ou pernicieuses.

Chez la plupart de nos malades, chez ceux surtout qui sont morts du choléra asphyxique, nous avons trouvé une congestion générale des organes ; cette congestion siégeait particulièrement dans les vaisseaux encéphaliques et dans les poumons. Jamais nous n'avons vu de traces de méningite cérébrale, ni de lésions qui puissent se rapporter soit à la fièvre typhoïde, soit à la fièvre pernicieuse.

La vésicule biliaire a toujours été trouvée gorgée de bile. Ce fait a attiré notre attention d'une façon toute particulière.

9 782013 560634